GUERMONPREZ ET AUGIER

L'ACTINOMYCOSE

EN FLANDRE

Académie de Médecine ;
Paris ; 9 Février 1892.

LILLE,

L. QUARRÉ, ÉDITEUR,

Grand'Place.

1892.

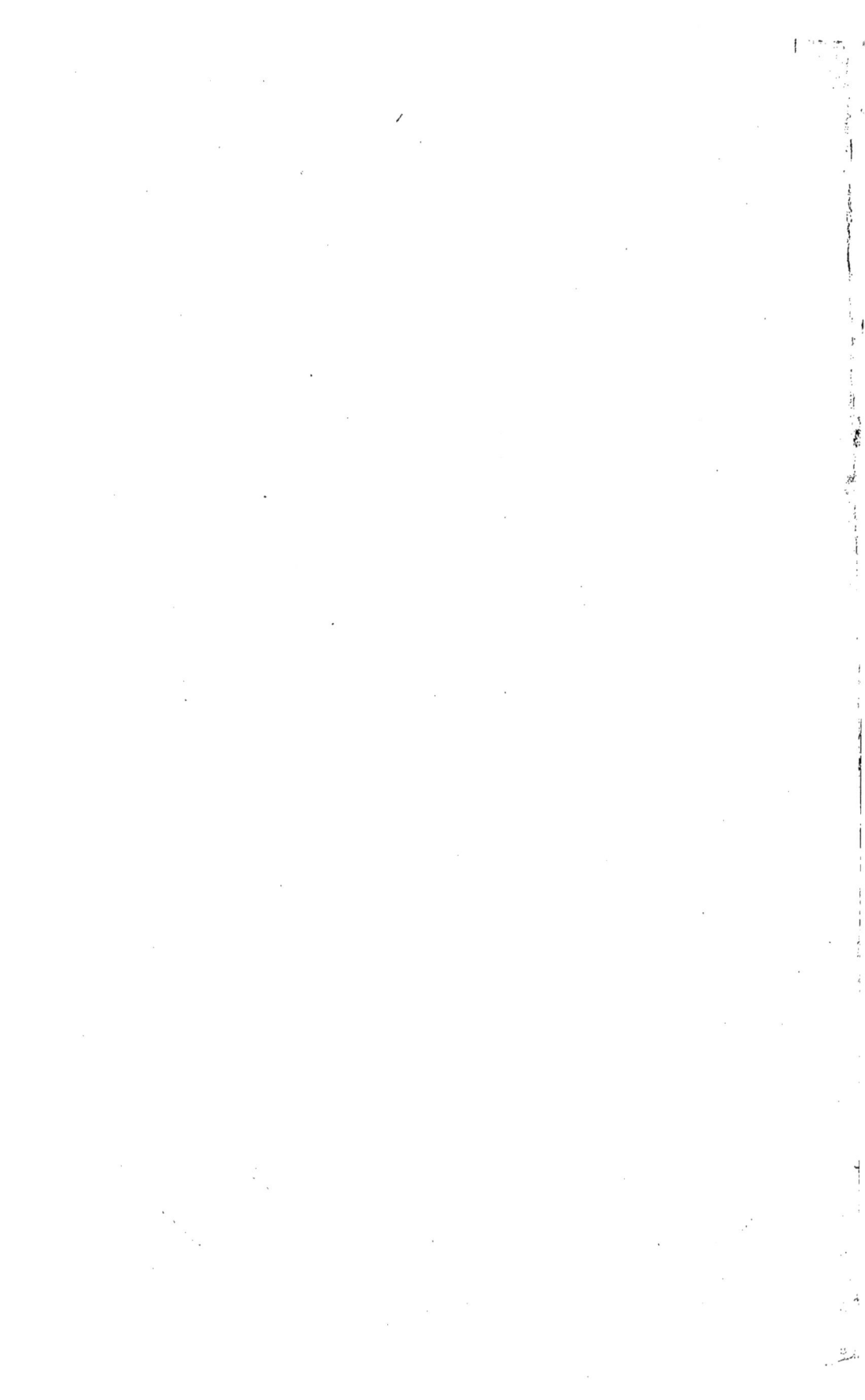

GUERMONPREZ ET AUGIER.

L'ACTINOMYCOSE

EN FLANDRE

Académie de Médecine :
Paris ; 9 Février 1892.

LILLE

L. QUARRÉ, ÉDITEUR,

Grand'Place.

1892.

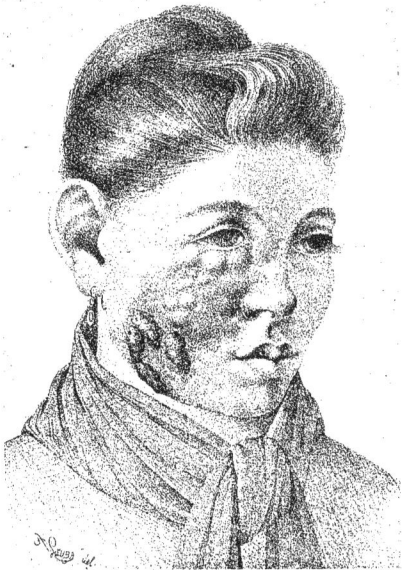

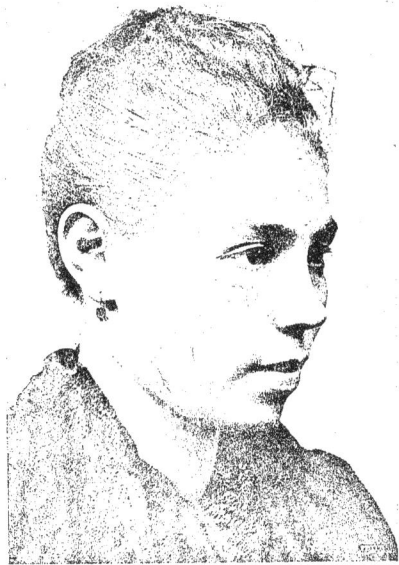

L'ACTINOMYCOSE

EN FLANDRE

Par MM. GUERMONPREZ et AUGIER

de Lille.

En France, l'actinomycose a été peu signalée jusqu'ici. Lebert (1857) (1), Ch. Robin (1871) (2), ont vu les premiers ce groupement rayonné de champignons : αxτıv, αxτıνος, rayon ; μυχος, champignon. — M. Nocard (3), en a présenté à l'Académie (22 août 1888) la première observation sur

---

(1) Lebert trouve des grains mycosiques dans un abcès de la paroi thoracique chez un homme de 50 ans, pour lequel on avait porté le diagnostic de cancer pulmonaire (Fig.2). *Traité d'anatomie pathologique générale.* Paris, 1857, t. I, p. 54.

(2) Ch. Robin en a trouvé 2-3 fois dans le pus d'abcès profonds et anciens. *Traité du microscope.* Paris, 1871.

(3) L'observation de M. Nocard a été présentée en son nom personnel et au nom de M. Lucet. C'est le premier cas observé sur l'homme en France.

A l'étranger, la plus ancienne observation est attribuée à Langenbeck et porte la date de 1845; mais elle n'a été publiée qu'en 1878 par James Israël, dans son travail des *Archives de Virchow.* Il s'agissait d'un homme qui est venu à l'hôpital de Kiel, mourant d'une pleurésie diaphragmatique. Il portait un mal de Pott dorso-lombaire, avec quatre fistules.

l'homme ; — puis sont venues celles de M. Doyen, de
Reims (1) ; de M. Darier, de Paris (2) ; de M. Choux, médecin-

(1) Doyen (de Reims), *Académie de médecine*, 29 mars 1891 ; *Cinquième Congrès français de chirurgie*, 1er avril 1891 ; *Congrès international d'hygiène et de démographie de Londres*, 10-17 août 1891.

(2) J. Darier. *Société française de dermatologie et de syphiligraphie*, 11 juin 1891.

G. Gautier. *Société française d'électrothérapie*, 18 juin 1891. Cf. *Journal des maladies cutanées et syphilitiques*. Paris, août 1891, 464, et mémoire original dans les *Annales de dermatologie et de syphiligraphie*. 25 juin 1891.

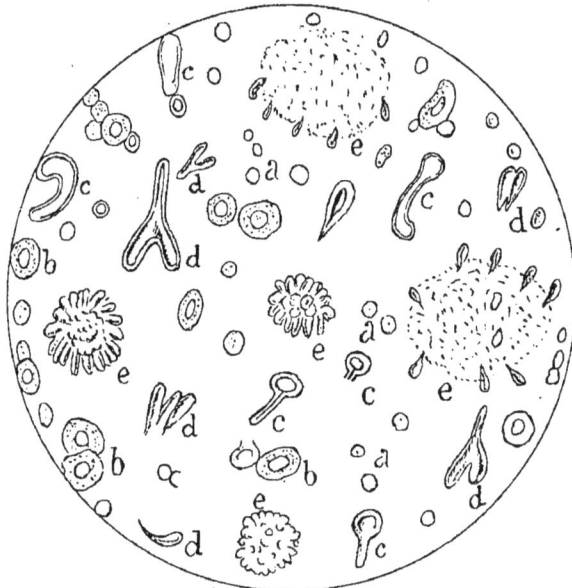

Fig. 1, d'après Canali (*Rivista clinica di Bologna*, 1882, p. 576). — a. Globules blancs ; b. Cellules d'épithélium pulmonaire ; c. Actinomycètes douteux ; d. Spores libres ; e. Corps muriformes avec spores périphériques.

« La lésion, de diagnostic difficile, dit M. le Dr Gautier, fut prise d'abord par M. le professeur Fournier, pour un lupus de forme rare et reconnue dans la suite par son chef de laboratoire, M. Darier, après examen microscopique, comme étant un cas d'actinomycose. — M. Darier a trouvé, dans le pus, de petits grains opaques d'un blanc jaunâtre, qui lui ont permis de cultiver l'*actinomyces*.

» Les principaux signes de la maladie, qui recouvrait la joue droite tout

major de 1re classe, à Vincennes ; et de **M. Em. Legrain,** de

---

entière, depuis le bord du maxillaire inférieur jusqu'à la paupière, étaient un gonflement notable, avec des nodules suppurés et avec adhérence des parties enflammées aux tissus et aux os sous-jacents. La coloration était la même que celle du lupus vulgaire et la douleur très vive. (Fig. 3).

» Aujourd'hui, l'état actuel est aussi satisfaisant que possible ; la peau est décolorée et mobile ; elle offre une coloration presque normale et les traces de mes opérations sont à peine visibles.

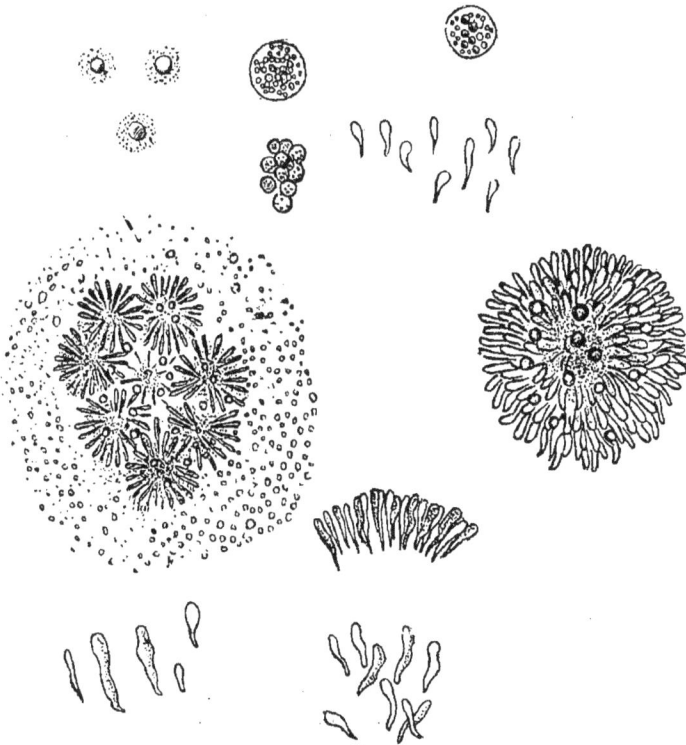

FIG. 2, d'après LEBERT.

» Ce qui doit le plus intéresser chez la malade présentée à la Société française d'électrothérapie, c'est, poursuit M. le Dr G. Gautier, le traitement électrique, qui a été suivi d'un succès complet.

» J'ai opéré, dit-il, ce cas d'actinomycose sous le chloroforme, trois fois à huit jours d'intervalle, et chaque opération électrolytique a duré vingt minutes. Le mode opératoire a été facile : j'ai introduit dans les nodules suppurés deux aiguilles en platine ; l'une était reliée au pôle négatif de la batterie et la seconde au pôle positif ; puis j'ai débité lentement le courant ;

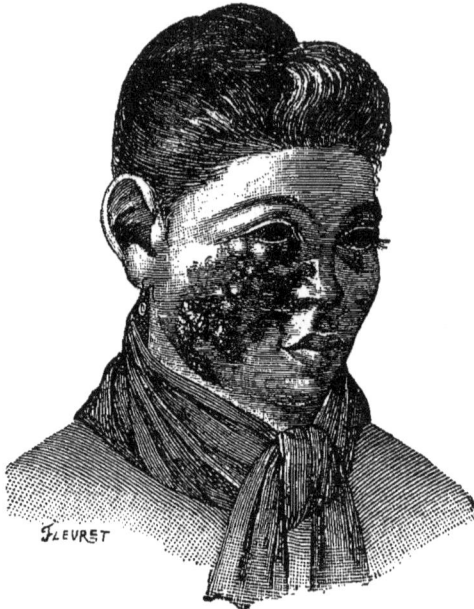

l'hôpital militaire de Constantine (1).

L'observation et les photographies , que nous avons l'honneur de déposer sur le bureau de l'Académie, ont donc une valeur de nouveauté relative. Elles ont un intérêt plus immédiatement utilitaire par la notion du mode d'infection denotre opéré. Si d'autres faits bien authentiques viennent en concordance avec cette observation, on

Fig. 3.

enfin, durant chaque électropuncture, au nombre de deux ou trois pendant chaque chloroformisation, j'ai introduit goutte à goutte une solution d'iodure de potassium au 1/10e. Au pôle positif apparaissait l'iode à l'état naissant et à l'autre pôle la potasse mise en liberté.

» A la suite de ces applications, il s'est formé des eschares dures et noires,et la joue est restée enflammée jusqu'à la réparation des tissus ; puis les cicatrices se sont formées, offrant les mêmes caractères aux deux pôles, comme on l'observe toujours à la suite des électropunctures profondes.

» Dans la suite, pour diminuer la rougeur des téguments et effacer les cicatrices, j'ai utilisé le procédé suivant : j'ai pris deux tampons en charbon de 2 centimètres de diamètre, que j'ai recouverts d'une très mince couche d'ouate hydrophile, sur laquelle j'ai répandu cinq gouttes environ d'une solution d'iodure de potassium au 1/10e. Un des tampons relié au pôle négatif de la batterie était appliqué sur la cicatrice ; et l'autre, relié au pôle positif, sur le tissu environnant. Huit séances de dix minutes chaque ont suffi pour effacer successivement les cicatrices et décolorer place par place la joue droite. C'est encore la potasse et l'iode à l'état naissant, réglementés par le courant de pile, qui ont été ici le principal agent thérapeutique. »

(1) Émile LEGRAIN. Annales de dermatologie et de syphiligraphie. Paris, octobre 1891 ; page 772.

en pourra légitimement déduire des règles prophylactiques rationnelles.

Le mode de transmission de l'actinomycose des bestiaux à l'homme, est d'ailleurs présumé plutôt que démontré dans bien des cas.

On l'a entendu encore le 10 novembre 1891, pendant la discussion soulevée devant la *Royal médical and surgical Society* de Londres. — M. Pye-Smith admet comme probable que la transmission de l'actinomycose ne se fait pas des animaux à l'homme, ni par la viande, ni directement. Il en vient à croire que le parasite est transmis sans intermédiaire par les céréales, et spécialement par le froment. — C'est une opinion, qui tend à prévaloir depuis le *Congrès d'hygiène de Londres*, en août 1891, où elle a été affirmée par M. Ponfic (de Breslau), par M. Ivanow (de Moscou), par M. Goodall (de Christchurch) et surtout par M Nocard (d'Alfort).

Notre observation a été recueillie par M. Bécue (1).

Nestor D....., âgé de 14 ans, fait l'office de garçon d'écurie et soigne les vaches laitières de la ferme paternelle à Saint-Sylvestre-Cappel (Nord), où il est observé journellement et judicieusement par les siens.

En août 1891, il porte à la bouche un fragment de paille de blé, la mâchonne d'une façon plus ou moins malhabile, tellement qu'une portion de cette paille vient à blesser sa gencive. La plaie qui en résulte siège en un point nettement précisé en bas, en arrière et à gauche.

Huit jours après cette plaie, on observe, en ce même point, une tuméfaction dure du volume d'une aveline. La tumeur augmente peu à peu ; mais elle reste indolore ; c'est pourquoi on temporise un peu plus d'un mois.

En septembre, un dentiste enlève la deuxième molaire inférieure gauche, bien qu'elle ne fût pas douloureuse. Cette dent était cependant cariée et elle était la plus proche de la tumeur en cause. La plaie chirurgicale de la gencive guérit sans incident et demeura

---

(1) Communication à la *Société anatomo-clinique de Lille.*

guérie. Déjà il en était de même de la plaie primitive, causée par la paille. Mais le développement de la tumeur n'en fut nullement enrayé ; il continua lentement ses progrès, sans jamais procéder par poussées aiguës.

En octobre, survint une inflammation superficielle, siégeant un peu au-dessous et en avant de l'angle gauche du maxillaire inférieur. Elle évolua lentement, comme aurait pu faire une gomme tuberculeuse ou une adénite tuberculeuse de la région.

Au commencement de novembre, ce foyer s'ouvre spontanément et donne issue à une petite quantité de pus, dont les caractères n'ont pas été observés. La tuméfaction n'en est pas notablement diminuée.

Au commencement de novembre surviennent, pour la première fois, des douleurs spontanées. La tumeur est sensible au contact ; elle donne des sensations pénibles pendant la mastication et elle est quelque peu douloureuse dans les secousses et dans les mouvements brusques ou étendus. C'est alors que M. Poupart père, de Saint-Sylvestre-Cappel, voit le malade pour la première fois. Craignant l'insuffisance de l'étroit pertuis fistuleux, il pratique un débridement : Le soulagement qui en résulte n'est que de courte durée (huile de foie de morue à l'intérieur ; pansements avec une pommade iodurée).

Le 16 décembre 1891, M. le professeur Guermonprez constate un ulcère circulaire, de dix millimètres de diamètre environ, avec des bords minces, taillés à pic, et avec un fond lisse, de couleur irrégulière d'un rouge grisâtre, moins saigneux que les ulcères tuberculeux ordinaires. Au pourtour de l'ulcère, la peau est décollée dans une étendue de 4-5 centimètres ; elle y présente une couleur régulièrement foncée d'un rouge violacé presque vineux ; elle y est également amincie et sensible au contact. A la limite du décollement se trouve un bourrelet peu saillant et d'une épaisseur de 3-4 millimètres seulement, sans changement de couleur à la peau, mais avec une adhérence incontestable et uniforme aux tissus sous-jacents. On propose l'usage du sirop iodo-tannique et surtout l'excision des portions décollées de la peau, suivie d'un curage des fongosités sous-jacentes, puis d'une cautérisation au thermocautère, ou bien de badigeonnages iodés deux fois chaque jour, jusqu'au moment opportun pour pratiquer une autoplastie.

La famille diffère l'opération pendant un mois entier.

Le 16 janvier 1892, la tuméfaction a augmenté ; il en est de même de l'étendue de l'ulcère qui a plus que doublé d'étendue ; il en est de même encore du décollement, qui semble avoir progressé surtout en haut et en arrière : c'est dans ce même point, que la sensibilité est devenue plus vive au contact. On reconnaît en arrière et en bas l'existence d'une adénite, du volume d'une petite aveline, manifestement indépendante de la tumeur principale.

Le jour même, après chloroformisation, M. Guermonprez pratique, à la maison de santé St-Camille, et avec l'assistance de M. Poupart fils, les différents temps de l'opération proposée. L'action de la curette tranchante donne moins de sang qu'on l'observe pour les foyers tuberculeux ordinaires. Le bourrelet du pourtour se montre surtout beaucoup plus dur et incomparablement plus adhérent que l'est la limite ordinaire d'une gomme tuberculeuse. Le tissu, mis à découvert après une action sincèrement énergique et prolongée de la curette, est surtout très différent des couches anatomiques saigneuses, mais normales, qui environnent les foyers tuberculeux ; ce tissu est dur, presque parfaitement blanc ; et il donne l'idée de l'aponévrose superficielle, qui aurait pris un aspect scléroïde, pendant la fonte pathologique de la couche graisseuse sous-cutanée. Cette surface cruentée est uniformément plane, sauf en un point situé près de son bord antérieur et supérieur. Là se trouve un étroit pertuis, atténué en entonnoir et facilement perméable au stylet explorateur.

Ce pertuis conduit d'abord au-dessous, puis en dedans du maxillaire inférieur. L'instrument métallique semble conduit encore plus loin que la face interne de l'os ; et on croit percevoir un contact dur, qui n'est nullement rugueux comme un séquestre, mais qui paraît immobile, fixe, lisse et régulier comme serait une dent en ectopie. Grâce à l'anesthésie chloroformique, on complète régulièrement l'exploration comparative des régions symétriques, et on détermine la consistance uniformément dure et le siège exact de la tumeur développée aux dépens du bord inférieur et de l'angle gauche du maxillaire inférieur ; cette tumeur est du volume d'un œuf environ et elle est appréciable et du côté de la tumeur et du côté de la peau (du moins pendant le sommeil chloroformique).

L'opération est suspendue et un pansement antiseptique est appliqué sur la plaie.

Quelques jours plus tard, une consultation est provoquée avec

M. le professeur Redier ; et l'ablation de la tumeur du maxillaire inférieur est décidée , en réservant le diagnostic demeuré incertain.

L'opération est pratiquée le 24 janvier 1892 dans la maison de St-Camille. Tous les temps en sont successivement discutés et exécutés par les deux chirurgiens.

La chloroformisation est obtenue et entretenue sans incident notable. L'incision est conduite suivant le bord inférieur du maxillaire inférieur jusqu'à l'angle et elle est prolongée ensuite par un débridement vertical en arrière de la branche montante. Cette dernière intéresse une petite partie de la glande parotide et sectionne quelques artères accessoires. La limite antérieure de l'incision laisse l'artère faciale hors de cause. Le périoste est dégagé au moyen de la rugine de Faraboeuf ; et ce temps opératoire s'effectue avec la facilité et la rapidité, qui sont ordinaires pour toutes les périostites et ostéopériostites. La surface osseuse ainsi mise à découvert, n'est ni blanche, ni lisse, ni dure, comme le maxillaire normal ; elle est irrégulièrement et superficiellement mamelonnée, d'une couleur gris foncé, d'une consistance intermédiaire entre celle du tissu compacte et celle du tissu spongieux. Toute cette surface est saigneuse, mais d'une façon peu régulière et peu copieuse. L'orifice du trajet fistuleux est situé sur le milieu du bord inférieur de l'os ; il présente une forme très régulièrement circulaire, avec un diamètre de trois millimètres, comme s'il était taillé à l'emporte-pièce. — Un segment osseux est enlevé à la gouge et au maillet et met à découvert une section dont l'irrégularité est très peu commune. En effet, plusieurs points, distants les uns des autres, offrent bien les caractères de la raréfaction du tissu osseux à divers degrés de son évolution. Les uns renferment des tissus mous, presque gélatineux, d'une couleur framboisée, grise ou brune ; il y a même quelques points noirâtres. D'autres sont de petits foyers crémeux, d'un jaune très pâle, qui fait supposer une date très récente pour leur évolution ; l'un de ces foyers présente une configuration, une direction et un siège anatomique, dont l'ensemble conduit à examiner si le nerf dentaire a été mis à découvert par les manœuvres d'exérèse et de curage. Cette interprétation est écartée par ce fait que le cordon blanc, dont il s'agit, n'est accompagné d'aucun vaisseau, et surtout parce que le curage du foyer, qui l'entoure, ne conduit à aucune tunellisation appréciable. Enfin d'autres foyers, de beaucoup les plus nombreux, sont caractérisés par une coloration plus foncée du tissu osseux, avec des marbrures jaunes ou grisâtres et surtout bien caractéristique par une consistance extrêmement friable. La curette évacue sans effort la totalité de ce tissu pathologique et met à découvert un autre tissu osseux, dont la consistance plus dure et la couleur bien nette et bien rouge caractérise suffisamment l'intégrité. Pendant ces manœuvres de curage, il s'écoule peu de sang et peu de pus ; c'est un mélange très peu homogène.

Des productions osseuses accessoires et dures sont ensuite éliminées à la gouge et au maillet, afin de se rapprocher de la configuration normale de cette portion squelettique, dont il a fallu supprimer toute la portion saillante de l'angle du maxillaire. Entre cet angle et le bord supérieur de la portion horizontale de l'os, la table interne a été mise à découvert dans une notable étendue, sans rien rencontrer du follicule de la dent de sagesse, ni de l'alvéole déshabitée de la deuxième molaire, ni de l'artère dentaire. — Un ganglion lymphatique induré au-dessous de l'angle du maxillaire est

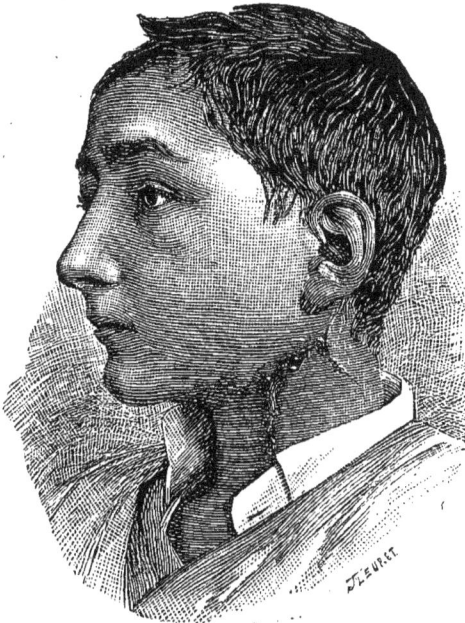

Fig. 4.

D'après une photographie artistique
due à l'obligeance de M. le prof. P. Bernard.

ensuite énuclée sans effort. Le trajet de la fistule est excisé, ainsi que toute la surface de l'ulcère cutané y compris son substratum scléreux. Après un copieux lavage au sublimé, l'opération est terminée par une autoplastie par glissement (fig. 4) qui ramène de bas en haut une portion peu étendue de la peau du cou. Un seul drain est installé en arrière de la plaie et il pénètre dans la caverne osseuse. La suture est faite au crin de Florence et le pansement est aseptique.

La réunion est obtenue par première intention, sauf en une portion étroite située en avant de l'orifice du drainage.

L'actinomycose est reconnue au microscope par M. le prof. Augier, dans un des fragments du pourtour de l'ulcère.

« L'examen des bourgeons charnus m'a démontré la présence, au » sein de l'un d'entre eux, d'un grain actinomycosique. volumineux » et absolument caractéristique : ce grain présentait les mêmes carac- » tères que ceux que j'ai eu l'occasion d'observer dans les cas d'acti- » nomycose bovine. Les éléments conjonctifs, au sein desquels était » enchassée la colonie d'actinomycose, présentaient la dégénérescence » graisseuse habituelle, c'est-à-dire que toutes les cellules étaient » comme farcies de granulations graisseuses à centre réfringent. » C'est même l'existence de cette dégénérescence de bourgeons char- » nus, ainsi que le siège de la lésion, qui m'a fait supposer qu'il » s'agissait d'un cas d'actinomycose. »

Pendant la première semaine après l'opération, il existe une asymétrie manifeste de la portion inférieure du visage ; la région paro- tidienne et la portion la plus postérieure de la joue sont légèrement tuméfiées ; les plis sont effacés, et les traits sont moins marqués que dans les portions symétriques du côté droit.

Il existe, en outre, un certain degré de para- lysie faciale limitée à la même région et dont l'importance est telle - ment minime qu'elle passe inaperçue à plusieurs per- sonnes de l'entourage.— Il est cependant facile d'en déterminer la valeur, quelque minime qu'elle soit, lorsqu'on provoque

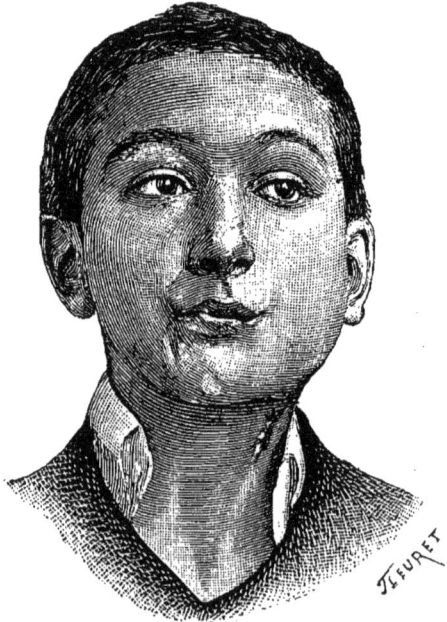

Fig. 5.

D'après une photographie artistique due à l'obligeance de M. le prof. P. Bernard.

le rire, le grimacement de l'opéré, ou bien lorsqu'on le prie de souffler ou de siffler. Il devient alors manifeste qu'il existe une asymétrie par paralysie de la joue, de la commissure gauche des lèvres, et de la portion gauche du menton. — C'est l'action de siffler que M. le Professeur P. Bernard a eu la bonté de fixer par une excellente photographie dont nous tenons à le remercier à nouveau (fig. 5), On y reconnaît en effet que l'extrémité gauche de la lèvre supérieure est moins pincée que sa congénère ; elle retombe manifestement. On y voit ensuite que la portion gauche de la lèvre inférieure est moins relevée, moins tendue ; elle est même flottante : c'est ce qui empêche d'effectuer régulièrement le sifflement que le jeune homme s'efforce en vain d'exécuter, avec sa dextérité de campagnard. On y voit surtout que la joue est projetée en avant, étalée, sans résistance, sans être régulièrement limitée, ni par le pli naso-jugo-labial, ni par le pli jugo-mentonnier, ni par celui qui fait la limite entre le buccinateur et le masséter. Enfin, on y remarque que le bord gauche du menton n'est point limité par la dépression régulière ; les parties molles médianes de la région mentonnière sont même entraînées d'une façon disgracieuse vers la droite, sous le pli mento-labial qui paraît d'autant plus exagéré à droite qu'il est davantage effacé vers la gauche du sujet.

Dès le dixième jour, ces diverses déformations sont déjà remarquablement atténuées : le repos de la nuit suffit à les faire disparaître ; on ne les retrouve plus pendant les premières heures de la journée, elles se manifestent de nouveau vers midi ; elles se reconnaissent sans peine pendant la soirée.

Vingt jours après l'opération, il faut que le jeune homme exagère le rire ou le grimacement pour retrouver les traces de cette paralysie faciale partielle.

Actuellement, il ne reste pas le moindre vestige de ces déformations temporaires, et la symétrie du visage est redevenue irréprochable.

Ce point étant bien acquis, l'enfant est interrogé exactement sur la paille mâchonnée en août 1891 et il répond avec une grande précision et une incontestable bonne foi.

Cette paille provenait, non pas de la récolte en cours, mais bien de celle de l'année précédente (1890) ; elle était tombée sur le sol, pendant qu'il en avait fait le transport, depuis une grange très humide jusqu'à l'étable, où il avait à renouveler la litière des vaches laitières.

L'approvisionnement de paille était précisément à sa fin ; et l'un de nous s'est rendu compte par soi-même que cette paille avait passé toute une saison au fond de la grange, où elle se trouvait contiguë à une paroi orientée à l'ouest.

Or, cette paroi de la grange n'est pas une muraille ; elle est simplement constituée par un mélange d'un peu de paille et de beaucoup de terre, gachées ensemble selon la coutume du pays. Cette paroi est donc absolument perméable à la pluie : elle n'est jamais parfaitement asséchée.

Il n'est pas étonnant que tout le personnel de la ferme la connaisse pour son odeur de moisissure en toute circonstance. Il faut signaler, en outre, que la clôture des portes de la grange en fait un milieu absolument obscur, et par conséquent très propice à la vie des champignons, et il est bien avéré que la paille, qu'on en retire, a une odeur de moisissure, d'autant plus accentuée, qu'il s'agit des couches les plus inférieures (1).

---

(1) « La première idée qui vient à l'esprit, dit M. le professeur Thiriar, est que l'homme s'infecte par contact direct avec le bétail, ou par l'usage de viandes provenant de bêtes malades. Hartman rapporte le cas d'un jeune homme de 18 ans, qui avait pour mission de faire sortir journellement le pus d'un abcès, dont était atteint un bœuf, et qui s'inocula l'actinomycose au nez en y portant les doigts. — D'autres fois, la contagion se fait directement d'homme à homme, comme le prouve une observation de von Baracz, de Lemberg. Il s'agissait d'un homme de 30 ans, atteint d'actinomycose du maxillaire inférieur. Peu de temps après le développement de cette affection, la fiancée du malade gagne à son tour une tumeur actinomycosique au maxillaire inférieur correspondant à des dents cariées. Ici, l'actinomycose avait été transmise par les baisers du fiancé.

» Souvent le mode d'infection est impossible à préciser ; et je serais bien embarrassé, continue M. Thiriar, si je devais trouver la porte d'entrée chez ma malade. Nous avons ici affaire à une actinomycose de la peau. Les renseignements sont précis ; ils ne laissent aucun doute à cet égard. Il est vrai que la patiente se nourrit de seigle et de porc et qu'on attribue

Dans toute la région, se trouvent des granges ainsi construites en terre perméable à l'eau, avec cette circonstance spéciale que l'une des parois est plus particulièrement exposée aux vents d'ouest et aux pluies pénétrantes qui les imbibent profondément.

---

une certaine importance à l'alimentation dans l'étiologie de cette affection ; il est tout aussi exact qu'elle avait une carie dentaire depuis longtemps ; mais elle ne cesse d'affirmer qu'elle n'a jamais rien ressenti du côté de la cavité buccale et que, lorsqu'elle a fait extraire ses dents, la tuméfaction de la joue existait déjà depuis un mois. Faut-il admettre ici que le champignon, provenant du pain ou de la viande de porc, s'est introduit sans fracas dans la bouche, qu'il a pu de là, sans occasionner de désordres, arriver à la joue à travers les tissus ? Je ne voudrais pas l'affirmer ; mais cela est possible, puisque l'actinomyces peut arriver de cette façon au cerveau.

» La propagation par l'alimentation et par les végétaux est, du reste, admise par beaucoup d'observateurs. Israël pense que les hommes et les animaux prennent la maladie de la même façon par les végétaux et par l'eau, bien que l'on n'ait jamais rencontré le parasite cause de tout mal, en dehors de l'organisme humain ou du corps des animaux herbivores ou omnivores.

» Johne, cependant, dit avoir souvent trouvé, sur les lèvres ou sur les amygdales des porcs, des glumes de graminées, d'orge en particulier, sur lesquelles se trouvaient des champignons, ayant une grande ressemblance avec le parasite rayonné. Jensen prétend avoir observé à Secland, une épidémie due à l'alimentation avec du seigle poussé dans un terrain abandonné par la mer.

» Bertha a vu un homme, qui, ayant avalé un épi de blé, se trouvait, six semaines après, atteint d'une grave actinomycose du cou ; un autre fauchait de l'avoine et gagna l'affection à la main ; un troisième battait du blé.

» Soltman a observé un enfant de six ans, qui mourut d'actinomycose, après avoir avalé un épi d'orge.

» Enfin, Hochenegg montre un homme mâchant habituellement des grains d'orge et contractant, de ce fait, une actinomycose de la langue.

» La fréquence très grande de l'actinomycose dans la bouche nous porte, du reste, à admettre que le parasite est véhiculé par les aliments. » (Prof. Thiriar, de Bruxelles ; — *Journal des maladies cutanées et syphilitiques* Paris ; Septembre 1891, 503, 504).

A la *Royal Med. and Surg. Soc. of London*, (Nov. 1891), M. William Ransom a rapporté un cas d'actinomycose des voies digestives et des voies urinaires. Une laparotomie fut faite sur le malade sans amener la guérison. Au point de vue étiologique, l'auteur prend soin de préciser que son malade avait mâchonné et mangé des grains crus d'orge et de froment. Un traducteur a formellement altéré la pensée et l'expression de l'auteur en lui prêtant l'expression d'*épis verts*.

Ces particularités ont une importance plus spéciale pour les cantons d'Hazebrouck, de Steenvoorde et de Bailleul, lesquels sont au pied des collines connues sous les noms de mont Cassel, mont des Récollets, mont Rouge, mont Noir, mont des Cats, pour se prolonger, de l'autre côté de la frontière, par le mont de Kemmel.

Tous ceux qui ont voyagé dans cette partie de la Flandre, connaissent les vallons fertiles, dont l'humidité persistante est un élément de richesse agricole. Il n'y a là rien qui ressemble aux torrents, dont les flots passagers laissent après eux une aride sécheresse. Ce sont de tranquilles ruisseaux, ou des mares plus ou moins stagnantes, qui montrent combien le sol est peu perméable, et qui expliquent combien les habitations sont humides, surtout lorsqu'il s'agit de matériaux de construction essentiellement défectueux. Les grands arbres, qui ombragent les prairies autour des fermes, sont encore des entraves pour la ventilation et des obstacles pour la dessication des granges et des habitations (1).

En présence de ces considérations, on en vient à se demander comment les moisissures n'y pullulent pas davantage encore ; et comment l'actinomycose ne sévit pas plus communément sur l'espèce bovine. On l'apprécie mieux, lorsqu on est témoin de la proverbiale propreté des Flandres et on s'explique la rareté relative de l'actinomycose bovine, en Flandre, lorsqu'on observe avec quels soins attentifs tous les chardons sont sévèrement émondés du milieu des cultures des céréales. Les champignons du genre *actinomyces* existent dans le Nord ; mais ils n'y sont pas inoculés par les épines des chardons.

---

(1) M. Gibbon rapporte à la *Royal medical and surgical, Society of London*, une judicieuse remarque faite en Angleterre. « Les fermiers et les bouchers s'accordent à dire que l'actinomycose est surtout fréquente dans les régions humides et pendant les années pluvieuses. » (*Semaine médicale*, 18 nov. 1891, 463).

Dans l'espèce humaine, il devient opportun d'y songer plus fréquemment (1).

Dans la Flandre belge, M. le prof. Thiriar en a observé un cas en juin 1891, chez une ménagère (2). (*Clinique* de Bruxelles.)

A Lille, M. le Dr Émile Legrain fit, presque le même jour, une observation analogue sur un caporal du 16me bataillon de chasseurs à pied.

L'observation, que nous avons l'honneur de déposer sur le bureau de l'Académie, est encore isolée (pour Lille, du moins), au point de vue de la rigoureuse démonstration basée sur

---

(1) Soltmann, à Breslau, a observé, en 1884, un enfant d'onze ans, présentant une forme thoracique d'actinomycose. L'enfant avait avalé un épi ; celui-ci fut retrouvé dans un abcès, au voisinage duquel s'en forma un second. Dans ce dernier abcès on trouva des grains actinomycosiques.

(2) Dès 1889, l'actinomycose a été observée chez l'homme, en Belgique, par M. le docteur Lejeune, de l'Institut balnéaire de l'armée, à Ostende. (*Archives med. belges*).

Avant d'entrer au service, ce soldat, des Guides de Bruxelles, était ouvrier de ferme. En 1887, une tuméfaction de la joue se manifesta ; plus tard elle devint fluctuante ; plusieurs incisions furent pratiquées ; puis la tuméfaction s'étendit et envahit le côté gauche du cou ; plus tard, la peau rougit, puis s'ulcéra, donna issue à du pus et ensuite à des bourgeons flasques, saigneux et renfermant des grains jaunes caractéristiques de l'actinomycose Quelques temps après, le malade fut pris de toux incessante et d'autres symptômes indiquant l'invasion du poumon gauche. Le poumon droit ne tarda pas à être pris à son tour. Plus tard, un volumineux abcès dorsal donna issue à du pus contenant de nombreux grains jaunes caractéristiques. Enfin, une céphalalgie tenace coïncidant avec des convulsions des membres du côté droit fut suivie d'aphasie, de paralysie du bras et de parésie de la jambe, et la mort survint.— A l'autopsie, on trouva dans les poumons et dans la substance blanche de l'hémisphère gauche, de vastes abcès renfermant du pus caractérisé par la présence de l'actinomycose. « Il a été possible, écrit M. Lejeune, de suivre la marche envahissante du » processus néoplasique, débutant à la machoire, s'étendant au cou, à » l'épaule, au dos, enfin à la poitrine. Quant à la suppuration encéphali- » que, il faut admettre que le pus est parvenu au cerveau par la voie des » vaisseaux, qui pénètrent dans le crâne par les tissus de la base. »

Indépendamment de ce fait rigoureusement observé, il semble que l'actinomycose a été également signalée, en Belgique, par M. Firket (de Liège).

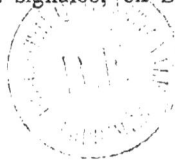

l'observation directe au microscope des masses sphéroïdales, qui caractérisent les colonies actino mycosiques, chez l'homme et dans la Flandre française.

Mais il en serait autrement pour une critique scientifique moins sévère.

En 1885 et 1886, M. le Dr Plouvier a suivi de très près, avec plusieurs confrères, l'évolution d'une actinomycose du côté droit du maxillaire inférieur chez un médecin vétérinaire, qui habite Méteren (canton de Bailleul). Le malade a eu successivement des séries de tumeurs, des fistules et des décollements de la joue et de la région sous-maxillaire sans jamais aucune adénite véritable. Après une année de soins persévérants, il est et demeure guéri.

Il en est probablement de même d'un enfant, alors âgé de 6 ans, et opéré en 1888 d'un curage de la portion droite du maxillaire inférieur (1), qui est devenu asymétrique par inéga-

---

(1) M. Anderson (de Nottingham), a présenté un cas assez comparable et un traitement presque identique à la *Royal medical and surgical Society of London*. — Un homme de 29 ans, présente une tuméfaction diffuse de la moitié gauche de la face; plusieurs fistules laissent échapper un pus de mauvaise apparence, et, au fond des abcès, on sent, au moyen du stylet, des portions d'os cariées. L'infiltration s'étend au côté gauche du cou. Dans le pus des fistules se trouvent de nombreuses granulations actino-mycosiques. Après des incisions étendues, les tissus infiltrés sont enlevés en grande partie, notamment une portion du masséter. Tout ce qui est atteint dans le tissu osseux est systématiquement gratté. — Trois jours après l'opération, le pus a cessé de contenir des granulations, et, au bout d'un temps relativement court, le malade est guéri.

M. Crookshank, pense que le cas de M. Anderson est le premier, qui ait été traité avec succès (en Angleterre du moins), par une opération.

M. Anderson fait observer que, chez son opéré, la cicatrisation s'est faite avec une rapidité surprenante, bien qu'il n'eut pas été possible d'enlever complètement tous les tissus malades.

Lorsque l'actinomycose est limitée aux parties molles, le traitement par le curage et l'extirpation ne s'impose pas. Il existe, en France, au moins un cas d'actinomycose de la face, guéri par l'electrochimie.

« La communication de MM. les Drs Darier et G. Gautier, est intéressante à deux points de vue. M. Darier insiste sur la difficulté du diagnostic, dans ce cas d'actinomycose, que M. Fournier pensait être un lupus de

lité de nutrition et peut-être aussi par chevauchement. Cet enfant passait la plus grande partie de sa vie à Bailleul, dans les étables, au milieu de la paille et des bestiaux.

En novembre 1891, l'un de nous a pratiqué l'évidement du

---

forme rare ; ensuite, il enumère les lésions confluentes et graves qui recouvraient la joue gauche de la malade, jeune femme de 25 ans ; enfin il fait part de ses recherches microscopiques qui lui ont permis de découvrir l'actinomycès et de le cultiver. C'est le troisième cas signalé en France, les deux premiers ont fait l'objet d'un travail de M. Doyen.

» A un second point de vue, la malade est intéressante à examiner par rapport au traitement appliqué qui a été suivi de succès.

» Le Dr G. Gautier a appliqué dans ce cas sa méthode électro-chimique qui consiste, comme on le sait, dans la décomposition de l'iodure de potassium en corps naissants, par le courant de pile. Trois séances suffirent pour amener la guérison ; chaque séance était faite à huit jours d'intervalle et à une intensité de 50 m. m. Non seulement le résultat a été curatif, mais les cicatrices sont de moins en moins visibles et tout semble concourir à donner la préférence à cette nouvelle thérapeutique au sujet de laquelle l'auteur, M. G. Gautier, a fait quelques publications depuis une année. Enfin le résultat thérapeutique est éloigné puisqu'il date de cinq mois.

» M. Besnier fait observer que l'électrolyse pourrait donner dans ce cas les mêmes bénéfices et qu'il serait inutile de recourir à une méthode électrique plus encombrante.

» M. Darier, d'abord, répond que la sensibilité des lésions est une impossibilité d'utiliser des doses suffisantes et que l'application de la méthode électro-chimique du Dr G. Gautier et le résultat obtenu sont favorables.

» M. le Dr G. Gautier affirme ensuite que l'électro-puncture ne lui a donné aucun bénéfice dans ce cas. Les séances d'électro-punctures, faites pendant un mois et demi, étaient très douloureuses et sont restées sans résultat. Que cherche-t-on d'ailleurs dans l'application du courant de pile ? ajoute-t-il ; on cherche une action microbicide sur les micro-organismes ; or, les expériences prouvent que cette action a lieu au pôle positif, à des intensités très élevées et qu'il serait impossible d'administrer à la face. Grâce à l'électrolyse des corps naissants, au contraire, il reste prouvé, à la suite d'expériences faites en commun avec M. Charrin, que cette action microbicide se manifeste à 25 m. m. au pôle + et aux deux pôles à 50 m. m. Il semble donc qu'il avait résolu le double problème de faire des séances électrolytiques efficaces et médicales par le procédé qu'il recommande, iode naissant et chlorure de cuivre. » (*Société de dermatologie et de syphiligraphie, Séance du 11 Juin 1891. — In Revue internationale d'electrothérapie N° 10. Paris, Mai 1891, p. 272*).

calcanéum gauche sur un maçon de 36 ans, qui habite Steen-voorde. Atteint d'un traumatisme du talon, en 1884, cet homme avait pris l'habitude de porter de la paille dans ses chaussures et parfois directement en contact avec la peau du pied ; une excoriation survint dans cette portion délicate de la peau, qui se trouve sur la portion latérale du talon, immédiatement au-dessus du renforcement épidermique plantaire. Une induration suivit ; puis une ostéite à marche chronique et enfin une fistule. On en a ramené, par le curage, des débris très variés, parmi lesquels se trouvaient de petites masses granuliformes que nous avons le regret de n'avoir pas examiné au microscope. L'opéré est actuellement guéri.

L'un de nous conserve le même regret au sujet d'un châtreur de bestiaux, atteint d'une étrange affection superficielle de la marge de l'anus et qui travaille toujours couché sur la paille et dans le même pays, (à St-Jans-Cappel). Celui-là encore est en bonne voie de guérison.

Il en est autrement d'un agent de la police de sûreté de Lille, qu'il a été donné d'observer en 1886, pour une série d'abcès, de fistules, et de décollements superficiels du cou, depuis la région sous-maxillaire droite jusqu'à la fossette sus-sternale, sans aucune adénite. C'était bien le type de la peau amincie, violacée, reposant sur une base peu épaisse, mais très dure, avec une suppuration rare, séreuse et contenant de petites masses granuliformes, blanches ou jaunâtres. Cet homme est mort à l'âge de 45 ans, après avoir maigri considérablement et avoir présenté de la dyspnée et de la toux presque sans expectoration et sans aucune hémoptysie.

Les cinq cas, qui viennent d'être signalés sommairement, ne sauraient entrer en ligne de compte, puisque la preuve fait défaut. L'examen histologique n'a pas été fourni ; et aucune inoculation, aucune culture n'y est venu suppléer.

Il vaut mieux reproduire l'observation suivante :

Un cas d'actinomycose, par M. CHOUX, médecin-major de 1ʳᵉ classe.

Mar..., soldat au 133ᵉ d'infanterie, se présente le 5 février 1891 à notre visite, porteur à la région sous-maxillaire droite, d'un empâtement douloureux, diffus, qu'il nous paraît légitime de rattacher à une affection dentaire. Le malade a les deux premières molaires droites réduites à leurs racines, et la place de la couronne est représentée par un clapier de carie entouré d'une zone d'ostéo-périostite ; pas d'abcès gingival ; le plancher de la bouche est indemne. Ces accidents datent de 4 ou 5 jours. Nous nous rangeons à l'idée d'un adéno-phlegmon simple, consécutif à la lésion dentaire constatée.

Malgré le traitement institué en conséquence — antisepsie buccale, résolutifs locaux, altérants à l'intérieur, — la tuméfaction sus-hyoïdienne ne fait que s'accroître ; la tension inflammatoire gagne de proche en proche la région sous-hyoïdienne ; et, le 20 février, le volume acquis par la tumeur, joint à l'apparition d'accidents fébriles intenses, nous décide à hospitaliser le malade gardé jusque-là à l'infirmerie.

Aucun point fluctuant n'est encore perceptible, et tout espoir d'obtenir la résolution de ce vaste adéno-phlegmon ne nous paraît pas perdu. Un mois auparavant, nous avions eu dans nos salles militaires de l'hôpital mixte de Belley, un cas analogue, qui, malgré une allure primitivement menaçante, s'était heureusement terminé sans suppuration. Quinze sangsues sont appliquées ; une violente dérivation est pratiquée sur le tube digestif ; et, pendant quelques jours, il nous semble que les phénomènes inflammatoires subissent un temps d'arrêt.

Le 25 février cependant, constatant la présence du pus, nous décidons de donner immédiatement issue à la collection liquide que nous soupçonnons considérable. Une incision de cinq centimètres, correspondant au bord interne du sterno-mastoïdien, est pratiquée avec toutes les précautions antiseptiques à la partie déclive du point fluctuant, mais, à notre grand étonnement, ne donne qu'une très petite quantité de pus séreux, mal lié, dont la pression des parties profondes n'augmente pas la quantité. Un drain placé dans la plaie n'y pénètre que dans une profondeur d'un centimètre environ. Un pansement phéniqué est appliqué.

La température observée depuis quelques jours, 38° le matin, 39°-39° 4 le soir, persiste ; le malade continue d'accuser de violentes douleurs dans toute la région latérale droite du cou. A la levée du premier pansement, deux jours après, nous le trouvons peu mouillé. Notre incision est largement béante ; le stylet pénètre plus profondément et dans tous les sens, mais la pression ne fait sourdre qu'une faible quantité de sérosité louche, comme le premier jour. L'induration des régions sus et sous-hyoïdiennes, uniformément diffuse jusque là, a fait place à de petites tumeurs mamelonnées, groupées irrégulièrement au-dessus de notre incision ; les téguments, d'un rouge violacé, indurés et épaissis, semblent adhérer aux parties profondes infiltrées. Deux noyaux d'induration présentent, quelques jours après, un point de ramollissement à leur centre ; ouverts, ils donnent un contenu identique à celui obtenu précédemment.

Malgré la marche de plus en plus insolite des accidents observés, nous ne pouvions encore substituer à notre dénomination primitive un diagnostic nouveau, quand, quelques jours plus tard, nous trouvons notre incision primitive envahie par de gros bourgeons charnus, tremblotants, friables, qui attirent notre attention par leur singularité ; en pressant sur les ouvertures récemment pratiquées, nous faisons sourdre de leur profondeur des granulations fongueuses, analogues ; de plus, au milieu de la sérosité jaunâtre observée depuis le début, nous constatons, pour la première fois, la présence de grains jaunâtres, mous, de la grosseur d'un grain de chènevis, enveloppés dans une atmosphère visqueuse, adhérente, qui ont été entraînés au milieu de cette sérosité.

La physionomie d'ensemble de la région envahie ne rappelait plus, du reste, que bien faiblement, celle des adéno-phlegmons, que nous avions vus jusque là. En outre des trois incisions déjà faites, et autour d'elles, existaient des noyaux d'induration multiples, de la grosseur d'une petite noix, dont la moitié supérieure seule dépassait les téguments : au-delà de cette première zone de lésions, on percevait une infiltration diffuse de la peau, s'étendant en hauteur, depuis la clavicule jusqu'au rebord du maxillaire inférieur, et en largeur depuis le bord externe du sterno-cleido-mastoïdien jusqu'à la ligne médiane qu'elle dépassait déjà.

Bientôt, quatre des nouveaux noyaux d'induration doivent être ouverts à leur tour. A ce moment, la région latérale gauche du cou présente une série de véritables clapiers, formant entre eux un labyrinthe de trajets fistuleux, sus-aponévrotiques, heureusement. Les orifices de ces trajets fistuleux sont irréguliers, entourés d'une peau mince, flasque, bleuâtre, à dentelures aiguës. L'état général du patient, épuisé par une fièvre continue et qui s'alimente mal depuis plusieurs semaines, est de moins en moins rassurant.

Ayant eu l'occasion de suivre, en 1886, dans le service de M. le médecin principal Gentit, à l'hôpital mixte de Nantes, un cas de suppuration assez insolite qui lui avait paru, un instant, avoir quelque ressemblance avec une observation d'actinomycose, résumée dans le numéro de Juin 1886 des *Archives de médecine et de pharmacie militaires* (page 487), je recherchais, à ce moment, dans les rares publications médicales dont je disposais à Belley, les descriptions relatives à cette affection, que mes souvenirs m'amenaient à rapprocher de ce que j'observais.

La période d'incertitude, que je venais de traverser, et que j'ai cru devoir relater ici en toute sincérité, allait cesser. La bizarrerie de l'évolution de notre adéno-phlegmon présumé, l'extension continue des foyers de suppuration, la multiplication des trajets fistuleux, l'induration spéciale de toute une région, le siège de la lésion, la nature de la suppuration, et enfin la présence dans celle-ci de ces grains caséeux, caractéristiques de la maladie d'Israël et Ponfick : je retrouvais toutes ces particularités cliniques, réunies dans le cas actuel. — L'examen microscopique des granulations nous fit constater, de plus, qu'elles étaient constituées par les filaments ramifiés à disposition radiée de l'actinomycose. — Une planche représentant un cas type de ce champignon, qui nous fut communiquée à ce moment par une personne attachée au laboratoire de M. Duclaux, (de l'Institut Pasteur), nous permit, par la comparaison, d'acquérir la certitude de ce diagnostic.

Comme particularités intéressantes, nos filaments radiés présentaient dans leur intérieur, et accolés à leurs parois, de nombreux grains ovalaires, qui n'étaient autre chose que des spores dont l'énorme proportion expliquait suffisamment la rapidité et l'intensité de l'extension de cette affection.

Fixé sur la nature parasitaire de celle-ci, nous décidons alors d'ouvrir tous les points indurés ; avec le petit modèle de l'instrument de Volkmann, nous les curettons tous, ainsi que les trajets fistuleux existants ; nous débarrassons ainsi ces derniers d'une quantité notable de granulations fongueuses qu'ils contenaient ; et nous complétons le drainage de tout le réseau des trajets, qui sont largement irrigués à la solution sublimée au 1/2000. Les autres parties curettées sont lavées à la même solution. Un pansement antiseptique (iodoforme pulvérisé, gaze iodoformée, mackintosch et ouate salicylée) complète l'intervention.

Le curettage des parties envahies et leur lavage à la solution subli-mée — substituée à l'acide phénique primitivement employé — n'amènent tout d'abord aucun changement bien notable dans l'ensem-ble clinique présenté par le malade : le pronostic nous paraît des plus réservés, l'envahissement du médiastin antérieur étant toujours possi-ble ; et c'est dans ce sens qu'à plusieurs reprises nous rendons compte de la maladie à M. le directeur du service de santé du 7ᵉ corps d'armée.

Nous n'en persistons pas moins cependant dans le curettage répété des différents trajets et dans le lavage de toutes les parties au sublimé employé maintenant au 1/1000. Au bout d'une semaine, la fièvre disparaît tout à fait ; les décollements s'arrêtent dans leur extension ; la tendance à la réparation se manifeste dans les trajets fistuleux où les drains se meuvent moins librement ; enfin, le malade peut prati-quer quelques mouvements de latéralité du cou, immobilisé depuis près de trois semaines par l'induration totale des téguments et des plans sous-jacents.

L'amélioration commencée se poursuit ensuite sans interruption : la zone d'infiltration se rétrécit visiblement ; nous supprimons un à un les différents drains, dont le dernier est enlevé le 25 avril. Quand nous quittons le malade, à la date du 15 mai, les trajets sont tous fermés depuis quelque temps déjà ; la peau a recouvré sa souplesse ; l'indu-ration des parties profondes a disparu ; la coloration des téguments du côté atteint, abstraction faite des lignes cicatricielles, se rappro-che de celle du côté opposé. Le malade a repris son embonpoint habituel ; il va partir en état de guérison tout au moins apparente. Son affection a duré deux mois et demi.......

Nos essais se sont bornés à l'introduction, dans quelques tubes de bouillon :

1° de gouttelettes de liquide sanguinolent provenant des râclages,
2° de fragments des grains caséeux caractéristiques.

Invariablement les cultures de la première catégorie sont restées
stériles.

Mais dans un des trois tubes de la seconde espèce nous avons
obtenu, tout à fait à la limite supérieure du bouillon et insérée sur
les parois du verre, une petite sphère blanchâtre revêtue d'un fin
chevelu. Celui-ci, examiné au microscope, nous a montré une figure
identique à celui du champignon provenant de nos grains caséeux,
confirmant ainsi, pour la deuxième fois, notre diagnostic.

L'issue favorable de notre cas, due en grande partie à cette circonstance heureuse que la progression du champignon se fit en avant
de l'aponévrose cervicale superficielle et que celle-ci put efficacement
s'opposer à sa progression jusque dans le médiastin antérieur, nous
paraît avoir été manifestement hâtée par l'emploi, aussi large que
possible, des solutions sublimées fortes. Le râclage des trajets fistuleux et le curettage précoce des parties infiltrées où se terrent le champignon et ses spores, nous semblent être des manœuvres non moins
indispensables et à conseiller de bonne heure, en même temps que
l'emploi du sublimé à l'exclusion de tout autre antiseptique. L'observation de Winter (Deutsche militärärzt Zeitschrift, 1886, 4) résumée
dans nos *Archives de méd. et de ph. militaires* (1886, 5), les trois
nouvelles de M. Doyen (de Reims), et terminées toutes quatre par
guérison, avaient déjà établi la valeur de ces moyens thérapeutiques.

L'étiologie de cette affection bizarre est restée, chez notre malade,
absolument obscure. Depuis 27 mois au régiment, Mar..., menuisier
de son état, avait fait son service sans interruption pour cause de
maladies : accidentellement, il avait été employé à l'atelier de menuiserie de sa compagnie ; mais jamais il n'avait été affecté au service
des écuries : chez lui, il n'avait pas été davantage en contact avec
des animaux de l'espèce bovine. Est-ce une raison pour le mode
d'infection signalé au congrès de Londres de 1891, par Ponfick (de
Breslau), comme le plus fréquent (brindilles de foin ou de paille,
porteurs du parasite, mâchonnées entre les dents) ne puisse être invo-
qué ? La lésion dentaire observée chez lui représentait, dans tous les
cas, une porte d'entrée toute créée, par laquelle le champignon —
quel qu'ait été son mode d'apport dans la bouche — a pu pénétrer,

pour progresser ensuite le long des lymphatiques, jusque dans le tissu cellulaire des régions sus et sous-hyoïdiennes (1).

Il nous paraît suffisant de signaler, ces divers faits pour provoquer l'attention sur cette question encore peu connue.

Cette série nous paraît démontrer surtout l'exactitude du pronostic formulé par M. Nocard pour l'espèce humaine : — Les cas d'actinomycose, scientifiquement démontrés en France, ont tous guéri.

Et dans une série de cinq de faits possibles , mais non prouvés, il n'y a qu'un seul cas de mort.

Une panique serait donc injustifiable, si l'actinomycose était reconnue plus souvent dans l'avenir que dans le passé (2).

---

(1) (*Archives de Médecine et de Pharmacie militaires, Paris 1891*, N° 12, Décembre 1891. T. xviii, p. 490). M. le médecin-major Choux, nous a fait l'honneur de nous écrire plus récemment que, dans l'atelier de menuiserie, ce soldat du 133° a eu plusieurs fois l'occasion de manipuler des *bois moisis* et, par conséquent, l'occasion de porter à la bouche quelque clou, ou quelque autre outil de petit volume, qui a pu être antérieurement souillé par quelque moisissure d'un atelier obscur et humide.

(2) En 1884, M. Siegen, vétérinaire municipal à Luxembourg, a dénoncé les viandes infectées d'*actinomyces*, comme étant dangereuses au point de vue de l'hygiène publique. M. le prof. Thiriar, de Bruxelles, le rappelle ; et, avec lui, il se déclare partisan du rejet de la consommation de la viande des animaux atteints d'actinomycose. (*Journal des maladies cutanées et syphilitiques*. Paris, septembre 1891, 507).

En 1891, M. Crovkshank est, au contraire, d'avis que l'actinomycose est transmise par les céréales et non par les viandes (*Royal med. and surg. Society of London ;* 10 novembre).

Nous opinons également pour la transmission par les céréales, et surtout par la paille et nous avons l'espoir d'en fournir de nouveaux témoignages.

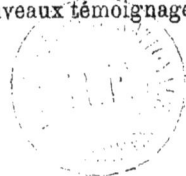

Lille Imp. L. Danel.

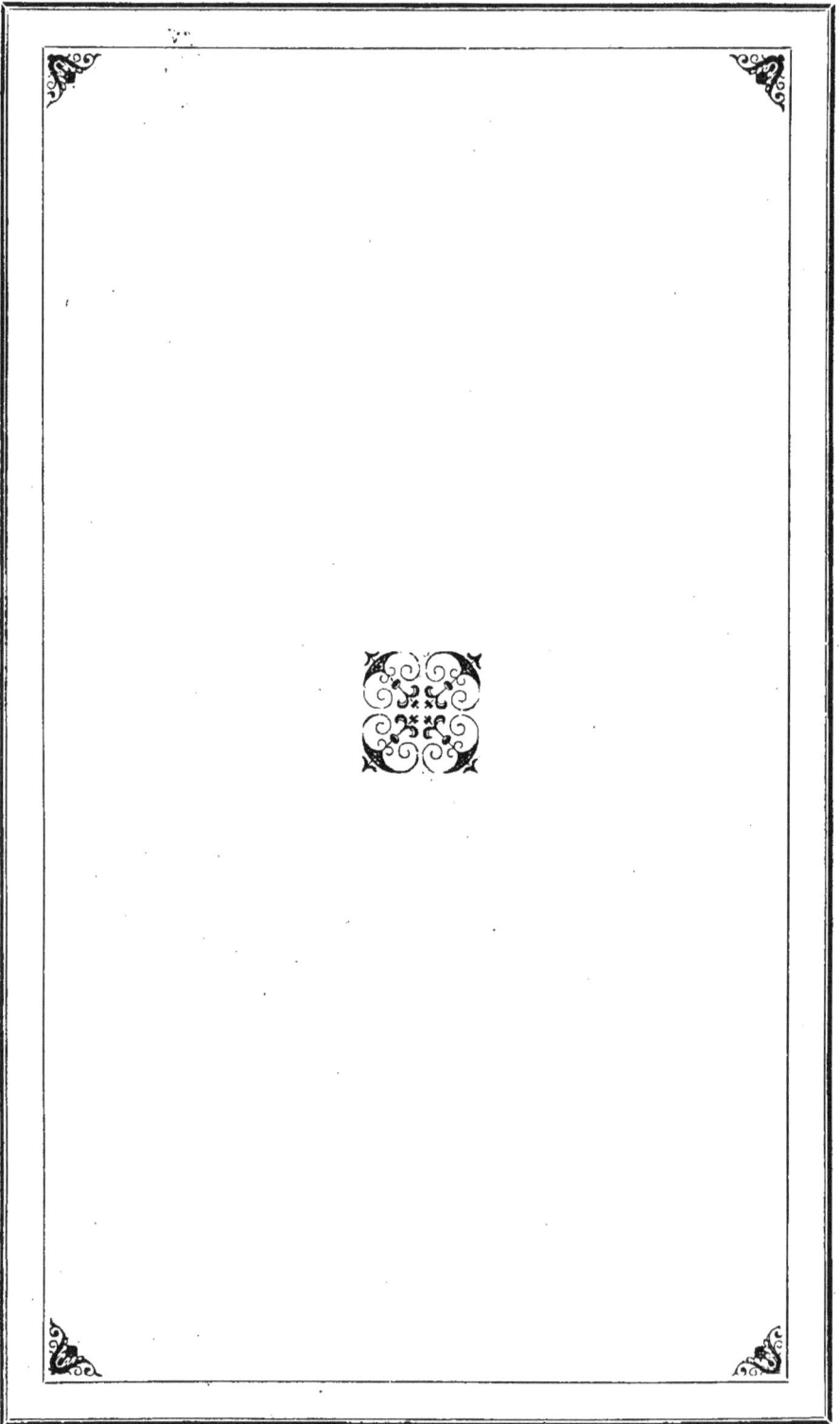